ÉTUDE

SUR

LA CARIE DENTAIRE

ET

SON TRAITEMENT

PAR LE PLOMBAGE

PAR

M. William HIRSCHFELD

Docteur du Collège dentaire de Philadelphie.

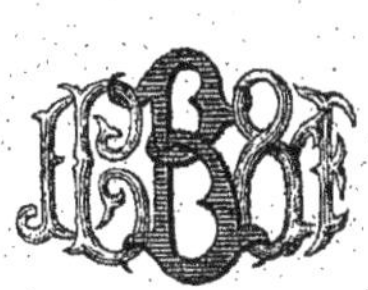

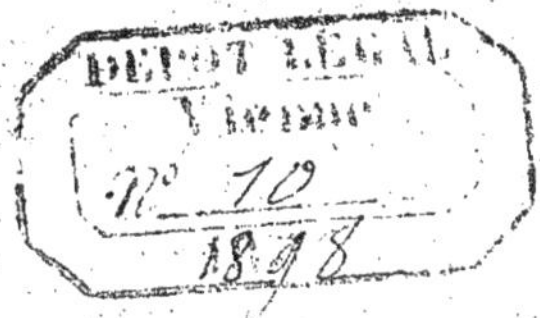

PARIS

LIBRAIRIE J.-B. BAILLIÈRE ET FILS

19, RUE HAUTEFEUILLE, PRÈS DU BOULEVARD SAINT-GERMAIN, 19

—

1898

ÉTUDE

SUR

LA CARIE DENTAIRE

ÉTUDE

SUR

LA CARIE DENTAIRE

ET

SON TRAITEMENT

PAR LE PLOMBAGE

PAR

M. William HIRSCHFELD

Docteur du Collège dentaire de Philadelphie.

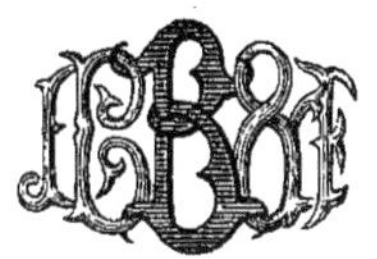

PARIS

LIBRAIRIE J.-B. BAILLIÈRE ET FILS

19, RUE HAUTEFEUILLE, PRÈS DU BOULEVARD SAINT-GERMAIN, 19

—

1898

Tous droits réservés.

INTRODUCTION

Quand le dentiste, appelé à remettre en état une dentition négligée,demandera pourquoi on a laissé des dents autrefois belles arriver à ce point de destruction, il aura invariablement les mêmes réponses :

« Lorsque j'étais petit, mes parents n'ont pas fait soigner mes dents. »

« Je suis d'une telle nervosité que je ne peux pas supporter l'idée de laisser toucher à mes dents. »

« Je n'ai jamais souffert de mes dents ; elles se sont gâtées sans que je m'en sois aperçu. »

Parmi ces réponses, il en est une qui comporte une excuse réelle : c'est quand des parents peu soucieux n'ont pas fait le nécessaire pour entretenir les dents de leurs enfants. Ces parents vous diront probablement

que ce n'est pas de leur faute, que l'enfant s'est refusé
obstinément à laisser soigner ses dents, mais en réflé-
chissant un peu, ce sera sur eux que cette faute retom-
bera, car un des grands devoirs des parents consiste
à imposer leur volonté aux enfants et à ne pas céder à
celle de ces derniers.

En parlant ainsi, nous nous apercevons bien que nous
touchons à la question délicate de l'éducation, mais
précisément celle-ci est intimement liée à l'action du
dentiste !

Nous voyons tous les jours que l'enfant obéissant sup-
portera de nous tout ce qu'il faut pour mener à bien
un plombage, tandis qu'un autre, habitué à voir ses
moindres caprices satisfaits, lassera la patience la plus
dévouée.

Si nous insistons tant sur ce point, c'est parce que les
bonnes dents dépendent beaucoup du soin que les parents prennent à conduire leurs enfants régulièrement
chez le dentiste.

Des dents soignées au début du mal seront toujours
relativement faciles à conserver.

Ce qui est dit ici pour les enfants concerne également
les adultes : ceux qui ont de bonnes dents qui ne leur
ont fait aucun mal ne seront pas pour cela sûrs de les
avoir solides jusqu'à leur mort, et les autres, qui ne

veulent pas se faire plomber leurs dents par crainte de souffrir, devraient toujours se rappeler que les fausses dents ne remplacent jamais entièrement les dents perdues.

Il est donc bien préférable d'aller trouver le dentiste quand on ne souffre pas encore, que d'attendre que la carie ait abîmé la plus grande partie d'une dent. Il n'y a que le plombage fait à temps qui puisse conserver les dents, et c'est cette partie importante de l'art dentaire que nous allons étudier.

ÉTUDE SUR LA CARIE DENTAIRE

CHAPITRE PREMIER

LES DENTS

MORPHOLOGIE ET STRUCTURE

Pour comprendre dans ses détails la maladie qui gâte les dents, il est indispensable de se rendre compte de leur composition.

1° *Nombre et forme des dents.* — Il y a deux catégories de dents :

a) Les *incisives* ou *dents de devant*, destinées à couper les aliments et à assurer la prononciation ;

b) Les *molaires* ou *dents du fond*, servant à broyer les aliments coupés par les premières, et à remplir les joues.

a) Les *incisives*, au nombre de six à chaque mâchoire, se terminent en lames de couteau, et quand les deux rangées se rencontrent, elles forment exactement le mouvement d'une paire de ciseaux.

b) Les *molaires* ont des surfaces larges, carrées ou rectangulaires, traversées en croix par des lignes sombres appelées *fissures*. Elles sont formées par les plis de l'émail pour produire une surface accidentée, plus apte à la mastication qu'une surface lisse. Il y a en tout vingt molaires; les quatre premières de chaque côté sont moitié plus petites que les suivantes; elles s'appellent donc *petites molaires* pour les distinguer des *grosses*.

Les dents de devant sont fixées dans la mâchoire par une seule racine; les molaires en possèdent deux, trois, quelquefois quatre : étant exposées à de plus grandes dépenses de force que les incisives, elles ont besoin de plusieurs racines pour assurer leur solidité.

2° *Composition des dents au point de vue de leur structure.* — La partie visible, appelée la *couronne*, est recouverte jusqu'au niveau de la gencive par une couche d'émail, dont l'épaisseur est plus grande pour les molaires. Sa couleur peut varier suivant une foule de nuances, du bleu-blanchâtre, chez l'homme maladif, au jaune-foncé, chez le robuste. Pour consoler les personnes affligées de dents plutôt jaunes, on peut leur dire qu'elles ont bien plus de chances de garder leurs dents intactes que ceux qui ont une dentition bien blanche.

L'émail joue un peu le rôle d'une cuirasse; il doit protéger les dents contre les accidents causés par des corps trop durs mêlés aux aliments, ou des changements trop brusques du chaud et du froid se produisant dans la bouche.

Il est donc d'une dureté extraordinaire; c'est en somme la partie la plus résistante des parties osseuses de l'organisme humain. Son étendue ne va pas au delà du niveau des gencives; les racines n'en sont pas revêtues. Leur protection spéciale est une fine membrane, appelée le *périoste*. Ce périoste est pourvu de ramifications minuscules des nerfs et artères de la mâchoire et, par cela même, destiné à assurer en partie la vitalité de la dent. Le périoste entoure la racine comme le bas entoure le pied et se trouve à son tour enchâssé dans l'os, comme le bas dans la chaussure. Chaque racine est enfermée dans un compartiment spécial de l'os de mâchoire appelé *alvéole*.

La masse principale dont les dents sont composées est la *dentine* ou *ivoire*, elle forme leur partie essentielle et se présente sous le microscope comme une infinité de tubes minuscules alignés, les axes tournés vers le centre. Ils sont remplis d'une matière fibreuse se perdant dans la masse molle des dents, appelée le *nerf*. Celui-ci, en réalité, n'est pas seulement un embranchement du nerf de la mâchoire; il est intimement lié à une branche d'une artère et à une branche d'une veine, contenues également dans cet os.

Le nerf, avec son artère et sa veine, assure à la dent sa vitalité et son alimentation. Cependant sa perte n'entraîne pas nécessairement celle de la dent même. La fine membrane, située autour de la racine, peut le suppléer, sans toutefois le remplacer dans toutes ses fonctions.

Scientifiquement, le nerf constitue *la pulpe;* il parcourt toute la racine dans un canal étroit aboutissant dans la couronne à une chambre proportionnée à la taille de chaque dent. Pour permettre son passage, les racines possèdent à leur extrémité une fine ouverture par laquelle le nerf se réunit à celui de la mâchoire.

Comme chaque racine est pourvue d'un nerf spécial, une dent peut donc en avoir autant qu'elle possède de racines.

En résumé, les dents se composent de deux parties osseuses : *dentine* recouverte par *l'émail* et ces substances dures renferment *le nerf*, qui à son tour est réuni au *périoste*.

En se rappelant ces détails, le lecteur peut suivre facilement les particularités de la maladie qui menace les dents.

CHAPITRE II

LA CARIE

SON ÉTIOLOGIE

La carie dentaire n'est autre chose que la décomposition ou le ramollissement des tissus durs de la dent, commençant par la surface extérieure de l'émail et aboutissant au centre, c'est-à-dire au nerf.

Les causes de cette maladie, qui peut s'attaquer aux dents à tout âge, sont multiples; on peut les diviser en deux groupes principaux :

a) Causes prédisposantes,

b) Causes déterminantes;

1° *Causes prédisposantes.* — Ce sont les plus importantes.

Comme dans bien d'autres maladies, on attribue tout d'abord une bonne partie à l'hérédité. En effet, on peut observer que la bonne ou mauvaise qualité des dents se transmet généralement aux enfants.

En outre, on peut constater une grande différence

dans les dents d'après les différentes contrées : les habitants du bord de la mer, par exemple, ont généralement une dentition bien plus mauvaise que les habitants du centre. Cette observation frappe souvent les Parisiens qui fréquentent les bains de mer normands et bretons. Dans ces pays, on voit des femmes de 20 ans qui déjà n'ont plus de dents ou présentent des défectuosités très visibles.

La cause particulièrement fréquente de la carie, ce sont les irrégularités et les défauts dans la formation de l'émail. En examinant bien les surfaces des molaires, on distingue facilement les longues fissures ou lignes noires causées par les plis de l'émail. Ce sont celles-là qui sont souvent les premiers débuts de dégâts. Il en résulte que les molaires sont exposées à se carier plus vite que les dents de devant. Celles-ci cependant se gâtent fréquemment pour une autre raison ; étant généralement très serrées elles se prêtent facilement à la carie par leur simple contact.

L'état général de la santé, qui diffère selon les individus, est une autre cause de la carie. On peut dire que plus une personne jouit de bonne santé, d'une digestion normale, d'habitudes régulières, plus elle aura de chances pour garder ses dents en bon état. Et comme les femmes se trouvent en proie à une foule d'indispositions particulières, il est évident qu'elles formeront toujours la majeure partie de la clientèle du dentiste. Il convient de mentionner ici les ravages que la grossesse cause dans la dentition ; elles augmenteront encore par l'allaitement, qui produit dans les tissus de la dent un ramollissement extraordinaire.

2° *Causes déterminantes.* — La question intéressante est surtout de savoir ce qui fait gâter les dents.

A dire vrai, cette question n'est pas encore nettement résolue. Les discussions qu'elle a déjà soulevées se résument dans les trois théories suivantes :

a) la théorie vitaliste;
b) la théorie chimique ;
c) la théorie parasitaire.

a) *La théorie vitaliste* est aujourd'hui complètement abandonnée. En se basant sur la ressemblance des substances osseuses de la dent avec celles des os, on a conclu à l'existence d'une carie intérieure. C'est-à-dire que l'on a voulu voir dans la maladie des dents la même lésion qui s'observe dans les os et que l'on a appelée la nécrose. Cette hypothèse manque de base sérieuse et ne mérite d'être mentionnée que pour mémoire.

Il est prouvé actuellement que la carie ne commence jamais à l'intérieur d'une dent et qu'elle est due à l'une ou l'autre des deux autres théories :

b) *La théorie chimique* veut que tout ce qui est acide soit mauvais pour les dents. On peut donc dire que la salive, qui contient une plus ou moins grande quantité de matières acides, est la cause directe de la carie. En partant de cette idée, on peut être certain que tout ce qui entre dans l'organisme en fait d'acides ou ce qui est apte à provoquer une fermentation acide (comme le cidre, le sucre, les alcools) sont autant d'agents destructeurs des dents.

L'abus des sucreries surtout est une cause fréquente des mauvaises dents; c'est ce que l'on constate tous les jours chez les enfants. Les parents qui se croient obligés à récompenser en sucreries les enfants sages devraient toujours se rappeler qu'ils n'agissent pas précisément dans leur intérêt.

Les médicaments ont souvent aussi une mauvaise influence sur les dents; c'est particulièrement l'usage du fer sous forme de sirop qui affecte la solidité de l'émail. C'est pourquoi les médecins prescrivent le fer sous forme de cachets.

c) *La théorie parasitaire* repose sur la présence des microbes, observée dans la bouche. Des auteurs ont soutenu que ces parasites sont les véritables rongeurs qui minent les dents.

Les différentes discussions auxquelles ces deux théories ont donné lieu ne présentent aucun intérêt; comme actuellement la majorité des dentistes sont partisans de la théorie chimique, il suffit de savoir que c'est la salive qui provoque généralement la carie.

CHAPITRE III

LA CARIE

SA MARCHE ET SES CONSÉQUENCES

La carie, une fois qu'elle a commencé son œuvre de destruction, ne s'arrête plus. Elle peut progresser plus ou moins rapidement, mais, sauf de rares exceptions, il faut l'intervention du dentiste pour empêcher ses progrès.

La rapidité de sa marche s'accentue surtout chez les enfants : quelques mois suffiront pour abîmer très sérieusement une dent d'un enfant, ce qui aurait demandé parfois des années chez une grande personne.

Les cas où la carie s'arrête entièrement sont rares. Ils s'observent dans les bouches de personnes jouissant d'une bonne santé, presque jamais chez les femmes. Cette carie s'appelle la *carie sèche*, pour la distinguer de l'autre carie, qui cause une destruction molle des tissus dentaires.

Un défaut de l'émail est la première phase du mal.

Nous avons dit que les molaires sont sillonnées de fissures : c'est là que la carie commence le plus fréquemment.

Seul le dentiste saura distinguer l'existence d'un premier trou, en examinant ces fissures avec un instrument très fin. Si le dentiste arrive à pénétrer même difficilement dans l'émail, le plombage deviendra indispensable.

Si la carie se loge entre des dents trop serrées, elle se borne à son début à une décoloration de l'émail. Le dentiste peut alors l'empêcher d'aller plus loin en limant les parties gâtées. Mais comme ces petits signes du début échappent le plus souvent à l'observation, comme ils ne donnent lieu à aucune espèce de douleur, cette première période passe généralement inaperçue.

L'émail, une fois perforé, permet à la carie de faire des progrès dans le corps de la dentine et il se produit alors un phénomène qui causera toujours des surprises.

Comme l'émail est beaucoup plus résistant que l'ivoire, la dent se gâtera plus vite au-dessous de l'émail qui reste — sauf la première perforation — parfaitement intact. Tant que le premier trou de l'ivoire n'est pas bien profond, on ne ressent encore aucune douleur et il faut l'œil exercé du dentiste pour découvrir, sous une légère décoloration de l'émail, l'existence d'une vraie cavité. On se croit donc toujours indemne de toute avarie jusqu'au moment où une première sensation douloureuse à l'occasion du chaud ou du froid survient; celle-ci se manifeste quand la carie pénètre dans le voisinage du nerf.

Il suffit alors du moindre corps dur dans la nourriture pour faire subitement une brèche dans la dent. On est donc tout étonné de se découvrir tout d'un coup un trou assez profond, quand, la veille, on se croyait une dent saine. C'est précisément la différence de résistance entre l'émail et l'ivoire intérieur qui a permis au mal de miner sournoisement la dent restée apparemment saine et forte.

Jusqu'ici la guérison se limite à la simple restitution des parties détruites par le plombage. Le dentiste, tant que le nerf reste entouré d'une couche de dentine un peu solide, n'a qu'à se préoccuper d'atténuer la sensibilité de la dentine pendant l'opération, sans avoir à craindre la moindre complication.

Mais il est bien des personnes qui n'iront pas encore voir le dentiste, même après avoir découvert une dent abîmée; on préfère attendre un vrai mal de dents pour s'y décider. Celui-ci ne se fera plus attendre longtemps. La carie, qui, jusqu'à présent, n'a altéré que les parties dures de la dent, finit par s'attaquer au nerf même, dont elle perce l'enveloppe immédiate. Il se trouve ainsi exposé à l'air extérieur et c'est à ce moment que l'on commence à ressentir les premières douleurs. Aussitôt que la moindre parcelle de nourriture s'introduit et presse sur le nerf mis à jour, une douleur aiguë survient, pour ne cesser qu'après la suppression du corps gênant. La guérison d'une dent arrivée à ce degré ne consiste plus dans un simple plombage : il suffirait de la moindre pression provoquée par le contact du plombage avec le nerf pour amener les plus intolérables souffrances. Pour éviter cette éventualité, l'opérateur doit s'occuper, avant de mettre le plombage, de protéger le nerf. Il arrive à ce résultat en plaçant sur l'endroit douloureux une mince rondelle en platine, qui laissera entre le nerf et le plombage un léger vide.

Si tous les détails de cette opération sont délicatement exécutés, on peut assurer à ce genre de plombage une durée de plusieurs années.

Nous avons laissé la carie au moment où elle perce la substance du nerf, en causant des douleurs très passagères.

Si on laisse se calmer ces premières souffrances sans avoir recours aux soins du dentiste, on s'expose à des conséquences plus sérieuses. La blessure du nerf amène maintenant une inflammation douloureuse des tissus. Elle se produit par l'attaque simultanée de l'air extérieur, de l'humidité de la bouche, du contact des aliments.

Au lieu d'accès intermittents, on ressent à présent de véritables douleurs continues, connues sous le nom de *mal de dents*.

Pour les guérir définitivement en vue de conserver encore la dent, il n'existe qu'un seul moyen: il faut détruire le nerf, ou, comme l'on dit vulgairement, *il faut le tuer*.

On a dans le public une grande terreur de cette méthode : on a entendu parler d'un fer rougi à blanc destiné à cautériser le nerf ; on s'est laissé dire que l'on retire le nerf avec de fines aiguilles, opération accompagnée des plus vives souffrances, etc.

La vérité est que le plombage précédé de la destruction du nerf est à peu près la seule opération que l'on puisse faire sans aucune douleur pour le patient.

Traitement. — Voici comment on procède pour obtenir ce résultat :

Le dentiste commence par cautériser la partie exposée à l'air avec un mélange d'arsenic, créosote, cocaïne ou d'autres médicaments ayant des propriétés analogues.

Cette cautérisation soigneusement faite ne produit aucune douleur.

Au bout de un ou deux jours, une deuxième application, souvent une troisième sont nécessaires pour amener une parfaite insensibilité.

Mais il reste encore à insensibiliser la partie du nerf qui se trouve dans la racine.

Ce résultat s'obtient en fermant la dent par un plombage provisoire pendant un mois environ. Pendant cet intervalle, le nerf meurt sur toute son étendue et le dentiste peut alors le retirer sans provoquer la moindre douleur.

L'insensibilité superficielle causée par les premières applications de l'arsenic amènent souvent le patient à demander à son dentiste le plombage immédiat de la dent. Le praticien qui cède à cette demande se rend coupable d'une grave négligence: par un plombage immédiat il fait ce que l'on appelle vulgairement, avec une certaine raison : « enfermer le loup dans la bergerie ». Le loup, dans le cas particulier, est le nerf que le dentiste laisse enfermé dans la racine, sans se préoccuper des suites inévitables que cette négligence provoquera. Une dent plombée dans ces conditions restera quelquefois longtemps insensible. Tout d'un coup, peut-être à la suite d'un refroidissement, une crise douloureuse se déclare.

La raison en est facile à comprendre si l'on réfléchit à ce qui se passe dans l'intérieur de la dent: l'arsenic a tout simplement tué la vitalité du nerf. Mais ce nerf est toujours là et représente maintenant un corps mort. Comme selon la nature il ne doit pas y avoir dans l'organisme humain de tissus morts, celui-ci cherchera à s'en débarrasser.

Peu à peu toute la masse du nerf entre en suppuration. Ce pus donne lieu à la naissance de certains gaz qui cherchent à se dilater et qui ne le peuvent pas, la dent étant fermée par le plombage. Ils trouvent une issue par l'orifice de la racine et pénètrent dans la cellule osseuse de la mâchoire. Comme celle-ci ne peut pas céder à cette pression, c'est la dent qui est comme soulevée par ces gaz. Elle devient donc tellement sensible que l'on ne peut même pas la toucher. En même temps la suppuration gagne la membrane située autour de la racine, les gencives se gonflent et finalement le pus se fraie un chemin par cette voie pour provoquer un abcès à la surface. Cette maladie est connue sous le nom de *périostite dentaire* ou encore *inflammation de la racine.*

Le dentiste peut arrêter toutes ces lésions en faisant dans le plombage une petite ouverture allant jusque dans la racine. Le pus s'échappera alors par ce trou et les douleurs cesseront au bout de très peu de temps. Si l'on ne consulte pas le dentiste, on est condamné à souffrir jusqu'au moment où l'inflammation de la gencive se terminera par un abcès.

La nature elle-même défend donc au dentiste de se contenter d'avoir tué le nerf, et l'extraction de celui-ci sera une condition *sine qua non* pour la conservation d'une dent arrivée à ce degré. Celle-ci se fait d'ailleurs sans aucune douleur un mois après la première cautérisation. Le reste de l'opération est relativement simple : le canal de la racine, une fois débarrassé des débris du nerf, est désinfecté avec de l'acide phénique ou un autre antiseptique quelconque et ensuite complètement rempli avec de la gutta-percha. Le plombage de la dent complétera cette petite opération.

Résultats. — La dent sans nerf peut-elle encore servir comme les autres ?

Évidemment, si la nature a pourvu chaque dent d'un ou plusieurs nerfs, il paraît étrange qu'une dent sans nerf puisse encore être aussi bonne que les autres. Mais il faut se rappeler que le périoste, c'est-à-dire la membrane entourant la racine, est destiné aussi à assurer la vitalité de la dent, puisqu'il est composé des mêmes filets nerveux et artériels que la pulpe. C'est donc cette substance qui fait vivre une dent dépourvue de nerf.

A la vérité, il y a plusieurs conséquences fâcheuses dues à la disparition de la pulpe :

Les dents qui se trouvent dans ces conditions, appelées *dents mortes*, prennent une apparence sombre, leur émail devient très fragile et de temps à autre une petite douleur se fait sentir.

Elle est passagère, d'une durée de plusieurs heures, vingt-quatre heures même. Mais en somme il vaut encore infiniment mieux subir ces petits inconvénients que d'être exposé à perdre la dent entièrement.

Conséquences du manque de soins pour la racine. — Reprenons maintenant la carie au point où nous l'avons laissée quand le patient consulte son dentiste pour être débarrassé de ses souffrances.

Si on laisse encore passer ce mal sans essayer de le guérir, il finit par cesser tout seul au bout de quelques jours.

Le nerf, une fois la première inflammation passée, ne reste plus dans son état normal, ses tissus se décomposent et entrent peu à peu en putréfaction. Cette mort du nerf entraîne fatalement la mort du périoste; la suppuration gagne la partie de l'os renfermant la racine, la perce et finit par trouver une nouvelle issue par la gencive. On est alors en présence d'une *fistule* ou *abcès des gencives*. L'abcès, une fois formé, on ne souffre plus de la dent, et si ce n'était la mauvaise odeur due à la présence de la suppuration, on laisserait plutôt se carier la dent tout à fait.

Si une personne ayant une dent dans cet état va trouver le dentiste avec l'idée de la faire plomber, il arrive invariablement ceci :

La dent avec ou sans abcès ne fait aucun mal ou n'a plus fait souffrir depuis longtemps ; on la fait plomber et le lendemain un abcès et des douleurs se déclarent.

La raison de cet insuccès est bien simple à comprendre quand on se rappelle que l'absence de souffrance dans une mauvaise dent ne peut être causée que par la mort du nerf. Il en est résulté une suppuration qui habituellement s'est vidée par la dent.

Dès qu'un plombage ferme cette ouverture, il est évident que le pus cherchera une autre issue. S'il existe alors un abcès qui de temps à autre s'est ouvert par la gencive, la lésion se terminera par une nouvelle sortie de pus. Mais là où cet abcès n'existe pas encore, le plombage causera la même inflammation qui se déclare par la présence d'un nerf tué, mais laissé dans la racine.

Il est donc évident que le dentiste ne peut pas plomber sur-le-champ une dent parce qu'elle n'a pas fait souffrir depuis longtemps. Il faut qu'il s'occupe d'abord de la désinfection de la racine. Cette opération demande les plus grandes précautions pour éviter une inflammation.

Ce sont précisément ces dents insensibles qui seront bien plus difficiles à sauver que celles où le nerf mis à jour a provoqué des souffrances. Et si, malgré les soins les plus minutieux, de la douleur survient pendant le traitement d'une dent morte, il ne faut pas pour cela condamner l'opérateur. Cette irritation est quelquefois inévitable; de toute façon elle ne dure pas longtemps et la conservation de la dent n'en sera pas compromise.

Différents degrés de carie. — En résumé, les différentes phases que suit la carie se divisent en cinq catégories :

1ᵉʳ degré. — Carie simple de l'émail.

Traitement par la lime.

2ᵉ degré. — Carie simple de l'émail et de la dentine.

Traitement par le plombage immédiat.

3ᵉ degré. — Carie ayant pénétré jusqu'au nerf sans avoir altéré son état normal.

Traitement : plombage avec protection préalable du nerf.

4ᵉ degré. — Carie ayant causé une inflammation du nerf.

Traitement : destruction du nerf suivie de l'obturation des racines et le plombage.

5ᵉ degré. — Carie ayant amené une suppuration du nerf.

Traitement : désinfection de la racine et son obturation suivie du plombage.

La destruction du nerf n'est donc une nécessité que dans le cas où celui-ci se trouve enflammé. On ne peut

pas insister assez sur ce détail pour convaincre les personnes qui s'imaginent que le plombage doit être nécessairement précédé de la mort du nerf.

CHAPITRE IV

LE PLOMBAGE

Après avoir guéri la dent, on peut procéder au plombage. Comme cette étude n'a pas pour but de donner une description détaillée de cette opération, qui ne regarde en somme que le dentiste, il faut ne parler que des conséquences qui intéressent le patient.

Le problème qui se pose au dentiste est celui-ci :

Reconstituer les parties de la dent détruites par l'action de la carie, à l'aide d'une matière solide résistant aussi bien à la mastication qu'à l'acidité de la salive, pareille en apparence à la dent.

Cette matière idéale, répondant à toutes ces conditions, n'est pas encore trouvée, mais le dentiste dispose actuellement de deux sortes de plombages :

a) les plombages métalliques :

l'or, — l'amalgame ;

b) les plombages plastiques :

les ciments, — la gutta-percha.

a) *Plombages métalliques.* — *L'or* occupe dans cette

première catégorie,comme du reste parmi tous les plombages, le premier rang. *L'aurification* bien faite peut seule arrêter pour longtemps, sinon pour toujours, les progrès de la carie. Son aspect et sa solidité ne subissent aucune altération par la salive ou la mastication et l'or serait le plombage idéal si plusieurs défauts ne contre-indiquaient pas son emploi général.

Tout d'abord il faut insister ici sur le fait que l'or ne supporte pas un travail médiocre.

Ne possédant aucune adhérence avec la dent, il ne peut tenir que par une préparation minutieuse de la cavité. Si cette partie de l'opération est mal faite, on peut être certain de voir tomber l'or au bout de peu de temps et la carie recommencera tout autour de l'aurification.

Un gros inconvénient de l'or est son aspect, qui empêche son emploi d'être aussi fréquent en France qu'en Amérique. Cette préoccupation de l'apparence joue ici un rôle trop grand pour permettre aux dentistes d'employer l'or chaque fois que l'avantage de la dent le comporterait.

Comme l'aurification, pour être solide, demande à être consolidée par un petit marteau, son usage est impossible dans des dents trop gâtées. Quant à celles où le trou pénètre jusque dans le voisinage du nerf, l'or y produirait une certaine sensibilité. Elle est causée par la facilité avec laquelle le métal transmet la sensation du chaud et du froid sur le nerf.

L'amalgame ou *plombage en argent* est un mélange

de limailles de cuivre, platine, argent, or, etc., avec du mercure; il peut souvent suppléer à l'emploi de l'or.

C'est un plombage d'une grande résistance, d'une manipulation plus facile et coûtant moins cher.

Il y a deux inconvénients à signaler: sa masse se rétrécit, en produisant des vides près des parois de la dent, et, ce qui est particulièrement fâcheux, il devient noir en rendant la dent noire.

Il est donc limité aux dents du fond, et en un mot aux endroits où son aspect ne choque pas l'œil.

b) *Plombages plastiques.* — Ces inconvénients ont conduit les dentistes à la recherche d'une matière plus en rapport avec la dent et ont abouti à la découverte des ciments.

Ce plombage est obtenu par un mélange d'une certaine poudre avec un liquide de phosphate de zinc.

Sans avoir l'apparence transparente de la couleur de l'émail, il lui ressemble assez pour ne pas attirer l'attention. Il adhère bien aux parois de la dent et ne demande donc plus une préparation aussi compliquée que l'or.

C'est un plombage précieux pour les dents des enfants. Malgré leur formation définitive extérieure, les jeunes dents n'ont pas encore la ferme structure des autres. Leur substance est donc souvent si faible qu'elle ne donne pas assez de base à une aurification. Le ciment est alors bien plus indiqué ici; il comporte en outre chez les enfants un autre avantage appréciable: la préparation de la dent ne demandant pas un long travail, ils ne sont plus exposés à ces souffrances qui leur font considérer le dentiste comme leur ennemi éternel.

Le ciment est encore particulièrement avantageux pour des dents très gâtées, qu'il peut conserver bien plus longtemps que n'importe quelle autre matière.

Mais il faut toujours se rappeler que la durée d'un plombage en ciment est limitée en moyenne à deux, trois, jusqu'à quatre ans. Si l'on pouvait découvrir le ciment qui résiste indéfiniment, il serait rapidement substitué à l'emploi de l'or. Mais tant que le ciment actuel est le seul connu, l'or demeure le seul plombage vraiment durable.

La gutta-percha est une matière n'offrant aucune résistance à la mastication, mais possédant plusieurs avantages sérieux : elle adhère bien à la dent, elle est d'une manipulation facile et exerce une action calmante sur la dentine sensible.

Elle constitue plutôt un plombage temporaire, pour calmer, par exemple, une hypersensibilité de la dentine, ou permettre d'attendre la destruction complète d'un nerf, ou encore pour servir de plombage dans des cavités près, ou sous le niveau de la gencive. C'est également la matière par excellence pour remplir les racines après l'extraction du nerf.

Le choix que le dentiste est appelé à faire entre toutes ces matières dépend de plusieurs circonstances. Quand la question du prix n'est pas en jeu, l'or devrait être la principale matière pour les plombages à faire. Il faut pourtant laisser à l'opérateur la faculté de substituer à l'or les autres matières là où il le juge nécessaire dans l'intérêt de la dent. Ces cas comprennent les cavités d'un accès difficile, les trous touchant presque le nerf, les dents trop gâtées et d'autres.

Comme nous avons essayé d'expliquer ces cas en analysant les qualités et défauts de chaque plombage, il sera inutile de nous en occuper plus longuement.

Technique du plombage. — Nous arrivons donc enfin à l'opération que l'on appelle alternativement :

> Aurification,
> Obturation,
> Plombage,
> Mastic

L'appréhension qu'elle inspire est tellement grande que bien des personnes préfèrent laisser perdre leurs dents, plutôt que de recourir aux soins du dentiste. Nous allons donc examiner cette terrible opération dans ses détails, pour voir de près si les causes de cette peur sont justifiées.

Le plombage d'une dent comprend trois parties nettement distinctes :

> *a)* La préparation de la cavité ;
> *b)* La mise en place du plombage ;
> *c)* La finition du plombage.

a) Préparation de la cavité. — Le point essentiel de la préparation est d'enlever soigneusement toute trace de carie, pour empêcher toute récidive. Voici déjà un premier détail que le dentiste peut faire sans causer de souffrances, car, en général, ces parties cariées sont déjà assez ramollies par la maladie pour qu'on puisse les ôter sans difficulté avec des outils à main. Comme le ciment colle bien à la dent, cette première préparation est suffisante pour faire tenir ce genre de plombage.

Ce n'est plus le cas avec l'or. Pour faire tenir une aurification, il faut une préparation spéciale exigeant en principe que l'ouverture **du trou** soit rendue moins large que le fond.

Ce résultat ne saurait s'obtenir assez rapidement avec les outils à main, et l'emploi de la machine devient nécessaire. C'est là le point tant redouté par le patient.

Cette machine, dont l'invention a amené des progrès considérables dans l'art dentaire, est la source de la terreur que cause à beaucoup de personnes le plombage.

Les dentistes de tous les pays ont donc essayé de trouver le moyen de faire cette partie du plombage sans douleur.

La machine cause de la frayeur au patient pour deux raisons : la douleur que la friction rapide provoque dans la dent et l'agacement causé par le bruit et la trépidation.

Ce dernier inconvénient a pu être supprimé par l'introduction d'une machine électrique, tout récemment inventée en Amérique. Cet instrument fournit un mouvement de rotation d'une telle douceur et d'une telle régularité que l'agacement, dont tant de personnes se plaignaient avec raison, se réduit à un minimum imperceptible.

Pour faire disparaître la douleur que la friction de l'acier cause à la dentine, bien des praticiens ont essayé nombre de médicaments. Dans ce but, on a appliqué successivement tous les anesthésiques et, en particulier, l'éther, le chloroforme, la cocaïne, tous les calmants comme l'huile de girofle, la créosote, le laudanum, etc., mais sans grand résultat.

Toutes ces drogues ont bien un effet favorable sur les tissus mous du nerf mis à jour, mais restent sans action sur la dentine.

Il est donc inutile de demander au dentiste de panser ou de cautériser la dent, puisqu'elle est sensible pendant qu'on la travaille. Ces anesthésiques n'ont leur raison d'être qu'appliqués sur un nerf découvert.

Quand il s'agit de calmer la sensibilité de la dent produite par le contact de l'acier, ces anesthésiques n'amènent aucun résultat : la dent restera aussi sensible (pendant l'opération) dans huit jours qu'elle l'est aujourd'hui.

Cependant le dentiste peut atténuer ces souffrances dans une grande mesure en employant des instruments bien coupants, en arrêtant souvent la machine, et surtout en excluant pendant la préparation de la dent l'humidité de la salive. Comme cette dernière condition est également essentielle pour la solidité de l'or, nous employons ou devrions plutôt toujours employer la *digue*.

La digue consiste en un morceau de caoutchouc mince fixé autour de la dent à l'aide d'un petit ressort. Il s'adapte si bien qu'il empêche absolument la moindre humidité de pénétrer dans la dent tant qu'il est en place. Il est vrai que cet arrangement ne va pas sans gêner un peu le patient, mais il ne cause pas de douleur.

Pour rendre à la cavité une sécheresse absolue, le dentiste se sert de l'air chaud. Au premier abord le contact de la chaleur produit une petite douleur de très courte durée. Celle-ci une fois passée, la dent devient presque insensible et le dentiste peut achever la préparation sans exposer son client à de grandes souffrances.

b) Mise en place du plombage. — Aussitôt que la dent est bien nettoyée et préparée, on peut procéder à l'introduction de la matière choisie. Cette partie de l'opération ne présente aucune douleur pour les plombages plastiques. L'or exige, pour sa consolidation, une pression spéciale sous forme d'un martelage, qui est moins douloureux que désagréable.

c) Finition du plombage. — La dernière phase du plombage consiste dans sa « finition » : il s'agit de rendre sa surface bien lisse, ce qui se fait avec de minces rondelles de papier de verre montées sur la machine; ceci n'est guère douloureux.

Il n'y a donc dans toute cette opération qu'une seule phase qui soit un peu désagréable à supporter : la préparation de la dent par la machine ou plutôt par les exigences d'une solide aurification.

Cette question touche au conflit éternel entre le patient et le dentiste. Ce dernier se préoccupe avant tout de faire tout ce qui est nécessaire pour un travail consciencieux. Le client, de son côté, ne demande pas mieux que le résultat soit durable, mais il ne veut pas être exposé à souffrir.

Méthode américaine. — Cette différence de vue a donné naissance à un fait assez bizarre : les demandes au dentiste d'employer ou de ne pas employer *la méthode américaine*. En réalité, cette soi-disant méthode américaine n'existe pas, pour la simple raison que les règles et principes enseignés en Amérique le sont également en France. Mais il existe une différence entre le patient français et le patient américain. L'Américain demande à son dentiste de faire correctement tout ce qu'il sait pour faire un travail consciencieux, sachant d'avance que les petites souffrances auxquelles ce travail l'expose seront largement compensées par une plus longue durée du plombage. En France, ce genre de patients existe aussi, mais il forme la minorité de la clientèle. La peur de souffrir fait préférer à bien des personnes le plombage en ciment, malgré l'avis contraire du dentiste qui s'efforce de démontrer à son client que ce genre de plombage doit être refait tous les deux ans. Et comme chaque replombage enlève forcément un peu de la dent même, il est facile de prévoir qu'au bout de dix ans cette dent sera fortement en tamée. Il est donc préférable de passer par quelques moments de souffrances et d'avoir une dent bien plombée pour longtemps que de faire recommencer la même opération tous les ans ou même tous les deux ans.

CHAPITRE V

HYGIÈNE ET ENTRETIEN DES DENTS

Quand le dentiste a remis en bon état toutes les dents abimées dans une bouche, il n'est pas dit pour cela que le patient est quitte vis-à-vis de lui pour le restant de sa vie.

Si la carie est arrêtée là où elle a fait des ravages, elle peut parfaitement faire sa réapparition dans d'autres parties de la même dent. La négligence de cette nouvelle avarie amène fatalement une rencontre entre le plombage déjà fait et le nouveau trou, ce qui fait tomber quelquefois le plombage tout à fait.

Il est donc de toute nécessité de faire vérifier l'état des dents au moins tous les six mois, pour les adultes, tous les trois mois pour les enfants.

N'est-il donc aucun moyen pour empêcher une nouvelle carie?

En toute franchise, non! c'est-à-dire nul dentiste ne peut dire à son client : « vous serez à l'abri de nouveaux accidents en employant un médicament spécial. »

Il est pourtant certaines mesures préventives qui peuvent permettre d'éviter les causes directes de la carie; on peut les classer en deux catégories:

a) Mesures générales concernant la nourriture;

b) Mesures spéciales concernant l'entretien des dents.

a) Mesures générales concernant la nourriture. — Comme on l'a vu au commencement de cette étude, la carie doit être considérée comme une conséquence de l'excès d'acide contenu dans la salive.

Il est donc bon d'exclure de la nourriture (autant que possible) tout ce qui peut donner lieu à une fermentation acide: l'abus du vin pur, des alcools en général, des sucreries, du cidre, des médicaments et des eaux minérales ferrugineuses, est toujours mauvais pour les dents.

Une surveillance particulière sous ce rapport doit être exercée sur les dents des enfants. Le manque de fermeté de leur structure les fait se gâter bien plus rapidement que les autres.

On a proposé une nourriture spéciale pour fortifier les dents des enfants faibles; cette nourriture aurait pour but d'amener des éléments nourrissants dans l'ivoire même. Il ne faut pas trop s'illusionner sur les bons effets de cette théorie. Mieux vaut encore faire son possible pour améliorer la santé générale, exclure tout ce qui peut être pernicieux, et faire visiter fréquemment la dentition de l'enfant.

On demande assez souvent vers quel âge on doit commencer l'examen des dents des enfants.

Les parents qui attendent l'arrivée définitive des secondes dents ont grandement tort ; le rôle des dents de lait ne consiste pas seulement à assurer la mastication ; leur présence est également importante pour réserver l'emplacement de la seconde dentition.

Par conséquent, le plombage des dents de lait est autant un bienfait pour éviter aux enfants le mal de dents que pour empêcher les mâchoires de se rétrécir par leur perte prématurée.

La supposition que la carie des dents de lait doit nécessairement gâter les autres, enfermées encore dans les gencives, est une erreur. Mais comme les secondes ne remplacent les jeunes dents que graduellement pendant une période de sept à huit ans, on ne peut pas empêcher que de secondes dents nouvellement poussées ne trouvent dans la bouche de mauvaises dents de lait en retard. C'est cette circonstance qui est dangereuse puisque par leur contact la carie peut parfaitement se produire. Il est donc bon de consulter le dentiste pour les enfants à partir de la quatrième année.

b) Mesures spéciales concernant l'entretien de la bouche et des dents. — L'entretien régulier de la dentition est encore le meilleur moyen d'empêcher la carie autant que cela peut se faire. La première et principale condition est l'emploi de la *brosse à dents*, plutôt dure avec une bonne *poudre dentifrice*. Cette dernière est de beaucoup préférable à la pâte ou à l'élixir, parce que son action est purement mécanique, due au frottement. La composition médicale de la poudre a très peu d'importance ; il faut seulement savoir que la pâte ou l'élixir ne peuvent prévaloir contre la poudre.

Le rôle de l'élixir est, du reste, absolument différent de celui de la poudre. Il sert à donner de la fraîcheur à la bouche et à fortifier les gencives. Et encore cette dernière condition ne saurait-elle s'obtenir qu'aidée ou plutôt précédée de la poudre.

L'état sain des gencives dépend presque uniquement de la régularité dans l'usage de la brosse. Elle est là pour enlever les fragments de nourriture restés entre les dents et spécialement le dépôt de la salive connu sous le nom de *tartre*. Celui-ci se dépose pendant le sommeil de préférence sur le bord intérieur des dents, du bas. Il est certain que le tartre ne gâte pas les dents mais il cause un autre danger : Les personnes qui ne vont jamais chez le dentiste ou qui se contentent de se rincer la bouche avec de l'eau dentifrice s'apercevront peu à peu que leurs gencives saignent facilement, même seulement en mangeant. Ces hémorragies proviennent de la présence du tartre, qui, en s'accumulant, sous le niveau des gencives, finit par déchausser les dents et enflammer les gencives. C'est alors que l'on n'ose plus se servir d'une brosse par crainte de déterminer par le nettoyage une petite hémorragie.

Pour remédier à cela, il faut demander au dentiste l'enlèvement radical du tartre, suivi d'applications de teinture d'iode ou d'autres astringents.

La gencive, une fois débarrassée du tartre, reprend

peu à peu son état normal, en la brossant régulièrement une fois par jour avec la poudre, le matin.

Pour le nettoyage après les repas, la brosse mouillée d'élixir est tout ce qu'il faut. Cependant, il faut insister sur l'usage du *fil de soie*.

En passant après le repas un fil entre chaque dent, on peut être sûr que tous les fragments de nourriture que la brosse n'atteindrait pas seront enlevés. L'emploi de la soie devrait être aussi fréquent que la brosse; quand on réfléchit que tout débris d'aliment resté entre les dents devient plus tard un foyer d'infection et par là-même de carie, on ne devrait pas reculer devant cette pratique relativement facile.

Enfin, pour terminer, nous voudrions recommander aux parents d'habituer leurs enfants à se brosser leurs dents dès la troisième année.

Cette pratique indispensable, commencée dès le plus jeune âge, devient ainsi une habitude; peu à peu on se lave les dents sans y penser, c'est un des nombreux devoirs de la vie quotidienne qu'on arrive à faire machinalement; c'est la plus sûre façon de ne pas l'oublier.

CONCLUSIONS

Les faits essentiels qui se dégagent de cette étude peuvent se résumer dans les conclusions suivantes :

1° Personne n'est sûr de garder pendant toute la vie ses dents intactes.

2° La carie peut avoir détruit une grande partie d'une dent avant de manifester sa présence.

C'est là précisément ce qui a tracé de nos jours le le vrai rôle du dentiste.

Tandis qu'autrefois on n'allait chez lui que pour se faire guérir d'un mal de dent ou se faire remplacer les dents perdues, notre génération a compris peu à peu que le dentiste a aujourd'hui le pouvoir d'empêcher de souffrir et surtout de perdre ses dents.

Et comme l'importance d'une bonne dentition est énorme au point de vue de la santé générale, nous allons indiquer brièvement les conséquences auxquelles expose la perte des dents.

Il y a nombre de personnes qui s'imaginent de bonne foi que l'on peut manger aussi bien avec les dents de devant qu'avec les autres. Elles laissent donc leurs dents du fond se perdre sans y attacher grande importance, tant que leurs incisives restent assez bonnes pour leur permettre de parler distinctement et de manger à peu près.

Il est cependant impossible d'arriver à une mastication parfaite avec les dents de devant seules. Il faut se rappeler que celles-ci, par leur configuration même, ne peuvent pas broyer les aliments, et que cette partie de la mastication incombe aux molaires. En l'absence de ces dernières, les aliments arrivent forcément mal triturés dans l'estomac et imposent aux organes de la digestion un travail qui ne répond pas à leur conformation.

C'est alors que l'organisme réagit contre cet état de choses : des maux d'estomac surviennent qui vous forcent à demander un remède au médecin. Celui-ci déclarera que toute médication ne saurait être efficace tant que l'on continuera à absorber des aliments mal mastiqués, et force est de recourir aux dents fausses.

Les dentiers artificiels, sans aucun doute, donneront presque toujours un résultat satisfaisant, mais les personnes qui croient qu'ils remplacent sous tous les rapports les dents naturelles se trompent.

Des dents naturelles, même plombées en plusieurs points, valent encore mieux que les plus belles dents fausses.

Il est donc de beaucoup préférable de consulter son dentiste pour ses bonnes dents que pour ses mauvaises.

Voilà le seul moyen de garder ses dents en bon état, de jouir d'une bonne digestion et d'être à l'abri de toute une catégorie de maladies qui souvent abrègent nos jours.

FIN

TABLE DES MATIÈRES

Poitiers. — Imprimerie Blais et Roy, 7, rue Victor-Hugo